TRAITEMENT

PRÉSERVATIF ET CURATIF

DU

CHOLÉRA-MORBUS ASIATIQUE,

MIS A LA PORTÉE DE TOUT LE MONDE,
ET DONT L'EXPÉRIENCE A CONSTATÉ L'EFFICACITÉ D'APRÈS LES PROCÉDÉS

DE L'HOMOEOPATHIE,

Avec indication de l'emploi précis des principaux remèdes à opposer dans chaque période de la maladie,

PAR LE DOCTEUR A. LIBAUDIÈRE.

(L'Homœopathie si elle est une erreur, ne peut
être réfutée que par l'expérience.)

(BROUSSAIS, *Annales Physiologiques,
Année 1833, N° de Janvier.*)

(BROUSSAIS, *Auteur de la Médecine
Physiologique.*)

A NANTES,

CHEZ L'AUTEUR, RUE DU CALVAIRE, N° 9,

ET CHEZ LES PRINCIPAUX LIBRAIRES.

1848.

TRAITEMENT

PRÉSERVATIF ET CURATIF

DU

CHOLÉRA-MORBUS ASIATIQUE,

MIS A LA PORTÉE DE TOUT LE MONDE,

ET DONT L'EXPÉRIENCE A CONSTATÉ L'EFFICACITÉ D'APRÈS LES PROCÉDÉS

DE L'HOMŒOPATHIE,

Avec indication de l'emploi précis des principaux remèdes à opposer dans
chaque période de la maladie,

PAR LE DOCTEUR A. LIBAUDIÈRE.

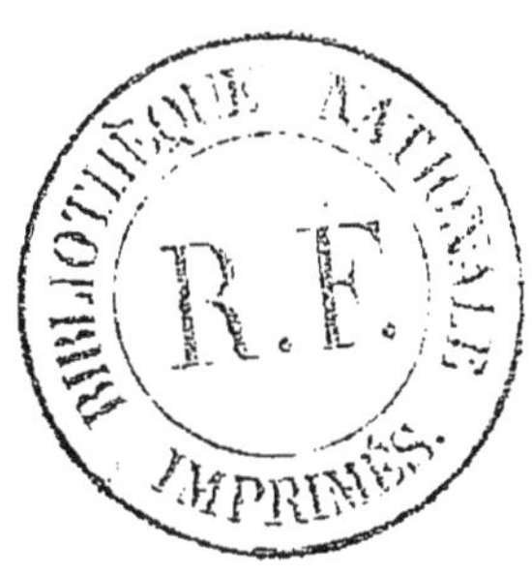

(L'Homœopathie si elle est une erreur, ne peut
être réfutée que par l'expérience.)

(BROUSSAIS, *Annales Physiologiques,*
Année 1833 , *N° de Janvier,*)

(BROUSSAIS, *Auteur de la Médecine*
Physiologique.)

A NANTES,

CHEZ L'AUTEUR, RUE DU CALVAIRE, N° 9,

ET CHEZ LES PRINCIPAUX LIBRAIRES.

—

1848.

TRAITEMENT

PRÉSERVATIF ET CURATIF

DU

CHOLÉRA-MORBUS ASIATIQUE.

PREMIÈRE PARTIE.

AVANT-PROPOS.

Au moment où le Choléra-Morbus-Asiatique parcourt de nouveau l'Europe, et qu'il vient de faire sa réapparition en France (¹), il est du devoir du médecin, de mettre à la portée de chacun, dans la mesure de ses moyens, et surtout d'après sa conscience, quelles sont non-seulement les ressources éprouvées qu'il croit les plus convenables, pour être opposées victorieusement à ce terrible fléau ; mais encore, celles qui sont préconisées, comme offrant les chances les plus avantageuses pour préserver de sa contagion.

Si, pour arriver à ce double but, l'Ancienne Ecole, dite *Médecine Allopathique*, ne possède point encore de traitement reconnu pour offrir des garanties suffisantes, comme cela n'est que trop malheureusement prouvé par les faits ;

---

(1) M. Magendie, président du Comité d'hygiène publique, a été chargé par M. le Ministre de l'Agriculture et du Commerce, d'aller à Dunkerque pour constater la nature du choléra qui s'est déclaré dans cette ville et ses environs, au mois d'octobre dernier. (*Constitutionnel du 8 novembre 1848.*)

D'après le même journal du lendemain, 9 novembre, deux cas se seraient aussi déclarés à Calais.

d'un autre côté, l'expérience a démontré de la manière la plus authentique, que l'Homœopathie a, dans cette maladie, de même que dans le cours de toutes celles qui affligent l'humanité, remporté sur sa sœur aînée des succès immenses et qu'elle DÉFIE DE CONTESTER.

La question ainsi posée, c'est donc pour les Médecins homœopathes, l'occasion d'être confondus par l'imposante autorité des résultats contraires à leurs assertions; ou de justifier pleinement aux yeux mêmes des plus incrédules, tout ce que leur doctrine a de valeur réelle, en prouvant que malgré tout le ridicule dont on se plait à les abreuver, par rapport aux doses infiniment petites, dont ils croient devoir faire usage dans leur médication, ils n'en ont pas moins la prétention, avec de tels moyens, si faibles qu'ils soient en apparence pour les rieurs, de les prendre assez au sérieux afin de combattre, avec toute la puissance voulue, dans le plus grand nombre des cas, un ennemi aussi redoutable que celui qui vient encore affronter tous les systèmes connus, et provoquer leurs partisans à faire preuve, au grand jour, de leurs propres forces.

Mais, à l'assurance de mon langage, on se demandera sans doute, avec juste raison, à quel titre, je puis ainsi me prononcer, sur la préférence à donner au traitement Homœopathique sur celui de l'Allopathie, dans une maladie que depuis ma conversion aux doctrines de Hahnemann, il ne m'a pas été possible de soumettre au creuset de l'expérience ; et, sur le compte de laquelle, je ne saurais par conséquent me prévaloir de faits pratiques qui me soient personnels.

A cela, je répondrai : que s'il est vrai, en effet, que quant à présent, je ne puis m'appuyer sur mes actes, pour justifier mes prédilections homœopathiques , en ce qui concerne le traitement du Choléra-Morbus ; je ne puis alors laisser ignorer que cette maladie à l'heure même où j'écris ces lignes, ne m'est peut-être pas aussi étrangère qu'on pourrait le supposer; loin de là au contraire, car vieille connaissance pour moi, je n'ai pas oublié que pendant quatre mois consécutifs, de la fin de mars au commencement d'août 1832, c'est-à-dire, pendant toute la durée de sa première invasion, je n'ai pas cessé un seul instant de le poursuivre et de le combattre, tant dans les hôpitaux et les ambulances, que dans les maisons particulières, par suite des diverses missions qui me furent alors confiées par le ministre de l'intérieur :

D'abord, pour le département de la Seine, à Paris et à Grenelle ;

En second lieu, pour le département de Seine-et-Marne, à Meaux ;

Et enfin, pour le département de l'Yonne, à Precy-le-Sec, arrondissement d'Avallon.

Eh bien ! dans ces diverses missions remplies dans des contrées différentes, où j'ai partagé les travaux et les fatigues des médecins les plus recommandables ; que puis-je constater en conscience ? si non, que dans ces localités où l'épidémie a exercé les plus grands ravages, partout la médecine ordinaire réduite aux abois, variant à l'infini dans sa manière de procéder, expérimentant à tout propos et sur toute chose, sans autre boussole que celle du hasard, marchait de plus en plus dans les voies de l'indécision et de l'obscurité, et n'offrait pour toute récompense à nos efforts incessants que des résultats négatifs, dont les tables mortuaires de l'époque, attestent encore les plus tristes souvenirs (¹).

---

(1) D'après *le Moniteur* de l'époque, sur sa population de 10,600 âmes, la ville de Meaux en a perdu 2,206 du Choléra-Morbus seulement.

Depuis lors, je le demande à mon tour, à ses plus zélés défenseurs ? Plus familiarisée avec le choléra, qu'a découvert l'Allopathie de plus positif, à la suite de ses recherches, pour nous rassurer quelque peu contre les craintes qu'il inspire ; rien, absolument rien, à moins toutefois qu'on ne veuille s'en rapporter à la foule de monographies publiées à ce sujet, et qui semblent prouver encore plus que jamais, par la confusion et les contradictions flagrantes qui règnent dans les milliers de formules qui y fourmillent, qu'elle n'est pas plus avancée qu'au premier jour, pour opposer à l'épidémie une digue vraiment salutaire.

Cependant, s'il faut en croire quelques journaux, depuis sa dernière apparition en Europe, le Choléra traqué de nouveau par les médecins de toutes les écoles, aurait enfin, grâce aux inspirations des Allopathes, trouvé dans les ressources de leur domaine, des antidotes assez énergiques pour que nous n'ayons plus désormais à redouter autant ses approches.

A Berlin par exemple, *le trichlorure de Carbone* aurait joui de cet heureux privilége ; tandis qu'en Angleterre le trichlorure abandonné bientôt, aurait déjà cédé la place aux merveilleux effets produits soit par *l'insufflation de l'oxygène*, suivant les uns, soit par *l'inhalation du Chloroforme* suivant les autres.

Loin de nier ici l'excellence de ces moyens, sur lesquels je ne suis point apte à me prononcer dans ce moment ; je dirai : que leur supériorité fût-elle authentiquement prouvée, il resterait encore à savoir, si leur spécificité est applicable à tous les cas et à tous les degrés de la maladie, et si enfin ils sont susceptibles d'être recommandés, sans offrir le moindre danger pour celui qui doit en faire usage. C'est là précisément ce que j'oserai contester, en ajoutant que chaque fois qu'une épidémie aussi désastreuse que peut le devenir le Choléra-Morbus, se déclare dans une localité ; elle ne manque jamais d'exciter une panique générale ; or, dans de telles circonstances, où les médecins appelés de tous côtés ne peuvent suffire aux malades, il importe alors pour ces derniers, d'avoir à tout événement à leur disposition des remèdes propres à prévenir ou conjurer le mal qui les épouvante ; mais à la condition toutefois que ces remèdes, d'une efficacité reconnue, présenteront toutes les garanties désirables pour opérer le bien sans jamais compromettre l'existence des individus. Envisagées sous ce point de vue, je demanderai si :

1° L'insufflation de l'oxygène ,

2° L'inhalation du Chloroforme ,

Tant vantées par les docteurs d'outre manche, sont bien des moyens toujours assez innocents dans leurs effets ou dans leurs procédés opératoires, pour qu'ils nous donnent toute sécurité , et puissent par conséquent prendre rang parmi ceux que l'on doit chercher à rendre les plus populaires.

Pour répondre à cette question, j'emprunterai les paroles suivantes à la Gazette des hôpitaux n° du samedi 11 novembre 1848.

« Les inspirations de Chloroforme et d'éther sont-elles dangereuses
« oui ou non ? »

« Il n'y a pas de question plus controversée que celle-là.

« Tandis que l'opinion des médecins, qui ne peuvent qu'argumenter
» est très divisée, l'opinion des chirurgiens qui ont fréquemment l'oc-
» casion d'expérimenter est presque unanimement favorable à la nou-
» velle découverte. »

« A quoi cela tient-il donc ?

« Cela tient tout bonnement à ce qu'il est indispensable d'avoir
» employé *soi-même* un grand nombre de fois les inspirations d'éther
» et de Chloroforme pour acquérir ce tact nécessaire à leur parfaite
» administration. »

Cette critique que je ne crains pas d'exercer publiquement contre la vieille médecine, et ses procédés contradictoires au lit du malade, ne manquerait pas sans doute de soulever contre moi de terribles colères si, pour les calmer, je n'avais seulement qu'à me retrancher derrière les opinions émises à cet égard, par ceux-là même qui ont le plus contribué à l'illustration de la science ; mais dans le cas cependant où je devrais recourir à une justification personnelle, ne me suffirait-il pas alors de me renfermer dans les quelques citations suivantes que je livre à l'appréciation de tout juge impartial.

I.

« Un médecin prescrit une diète sévère, un autre permet des aliments,
» survient un troisième qui les défend. De sorte qu'il n'est pas étonnant
» alors qu'on dise de l'art de guérir, qu'il ressemble à la science des
» Augures. »

(Hippocrate. Traité du Régime dans les Maladies aiguës.)

II .

« L'action d'un grand nombre de médicaments n'est point encore bien
» déterminée ; car, tout ce qu'on sait sur la matière médicale, est en
» général le résultat d'observations incomplètes et mal dirigées. »

(Le docteur Fodéra, de l'Académie de Médecine. Histoire de quelques Doctrines Médicales, page 128.)

III.

« L'unique base qui reste à la Thérapeutique, est *Le calcul des Pro-*
» *babilités* pour établir les préceptes de l'emploi des remèdes, et la
» raison en est qu'une bonne méthode, n'est pas toujours couronnée
» par le succès, comme une mauvaise n'entraîne pas toujours un revers. »

(Le docteur Fodéra. Même ouvrage, page 213.)

IV.

« Aucune science humaine (La Matière Médicale) n'a été et n'est
» encore infectée de plus de préjugés que celle-là ; chaque dénomination
» de classe de médicaments, chaque formule même est pour ainsi dire
» une erreur.......

— 9 —

» Un formulaire qui a paru récemment nous apprend à faire des
» potions incisives, des loochs verts, des élixirs de longue-vie, des
» hydragogues, des emménagogues, des résolutifs, des détersifs, des
» antiseptiques, des antihistériques, des digestifs, etc.....
» Un autre nous offre des apozèmes antiscorbutiques, laxatifs sudo-
» rifiques, un baume acoustique, anti-arthritique, etc.... Un baume de
» vie, etc.... Je m'arrête, je n'ai encore parcouru que deux pages d'un
» formulaire magistral, publié en 1825, et qui depuis a eu plusieurs
» éditions ! Est-il possible de n'être pas rebuté par ces dégoutantes
» absurdités? Nous pensons que ces sottises surannées doivent être
» renvoyées au xvᵉ siècle. »

*(Docteur Rostan, professeur à la Faculté de Médecine de Paris,
Cours de Médecine Clinique, tome Iᵉʳ, page 85 et 107.)*

V.

« A quelles erreurs ne s'est-on pas laissé entraîner dans l'emploi et
» la dénomination des médicaments ? On créa des désobstruants quand
» la théorie de l'obstruction était en vogue. Les incisifs naquirent quand
» celle de l'épaississement des humeurs lui fut associée, etc., etc.
» Des moyens identiques ont eu souvent des noms différents, suivant
» la manière dont on croyait qu'ils agissaient.
» Désobstruant pour l'un, relâchant pour l'autre, rafraîchissant pour
» un autre, *le même médicament a été tour-à-tour employé dans des
» vues toutes différentes et même opposées*, tant il est vrai que l'esprit
» de l'homme marche au hasard, quand le vague des opinions le conduit.
» Il n'y a pas eu en matière médicale de systèmes généraux ; mais
» cette science a été tour-à-tour influencée par ceux qui ont dominé la
» médecine ; chacun a reflué sur elle, si je puis m'exprimer ainsi : de la
» le vague, l'incertitude qu'elle nous présente aujourd'hui.
» Incohérent assemblage d'opinions elles-mêmes incohérentes! elle est
» peut être de toutes les sciences physiologiques, celles où se peignent
» le mieux les travers de l'esprit humain. Que dis-je? ce n'est point une
» science pour un esprit méthodique, c'est un assemblage informe
» d'idées inexactes, d'observations souvent puériles, de moyens illu-
» soires, de formules aussi bizarrement conçues que fastidieusement
» assemblées.
» On dit que la pratique de la médecine est rebutante ; je dis plus ;
» elle n'est pas, sous certains rapports, celle d'un homme raisonnable,

» quand on en puise les principes dans la plupart de nos matières
» médicales. »

(Bichat. Anatomie générale. — Considérations générales.)

VI.

« J'en appelle à tous les hommes valides, comme à tous ceux qui ont
» le malheur de ne point l'être, et je leur demande si, en suivant les
» conseils et les ordonnances des médecins, ils ont trouvé autre chose
» que déception et souffrance ; et pourtant ceux-ci leur faisaient épuiser
» tous les trésors de la pharmacie, tandis que ceux-là leur disaient
» d'abandonner l'usage des médicaments, d'avoir patience et de placer
» une entière confiance dans les ressources de la nature et la force
» de leur constitution, pour obtenir la guérison qu'ils désiraient si
» vivement. Quelles preuves plus évidentes pourrait-on donner que cette
» science n'a point de principe fixe, point de système arrêté ? Mais
» comment en serait-il autrement ? Est-ce en lisant dans nos universités
» et nos colléges, des traités remplis d'erreurs, de superstitions, de
» systèmes innombrables, d'opinions qui se contredisent à chaque
» instant, ou qui ne combattent que pour la gloire d'une existence
» éphémère ; est-ce en lisant de tels ouvrages qu'on peut arriver à la
» possession d'une connaissance exacte du corps humain ? Non : car en
» admettant que cette grande découverte eut été faite, il est évident
» qu'elle eut été exposée d'une manière claire et précise, et qu'on
» n'eût point laissé le monde depuis tant de siècles dans l'état de con-
» fusion et de doute où il est. »

(Le docteur Marizon, président du Collége de santé de Londres.
Nouvelles Vérités Médicales, page 15.)

VII.

« En multipliant la série d'années écoulées seulement depuis la pre-
» mière de la quatre-vingtième Olympiade jusqu'en 1840, par celle des
» existences médicales qui se succédèrent depuis Hippocrate jusqu'à
» nous, l'on obtient un total de plusieurs millions d'années d'études,
» or, ces millions d'années d'études, d'essais, de discussions, qu'ont-
» elles rapporté à la médecine ? Une vérité par mille erreurs, au plus.
» Temps perdu à rêver des présomptueux et d'insensés systèmes ;
» temps perdu à les propager ; temps perdu à les croire et à les éprou-
» ver ; temps perdu à les combattre ; temps perdu à les ressusciter sous
» un autre nom ; etc. Oh ! que de temps perdu ! »

(Le docteur Munaret. Du Médecin des Villes, page 485.)

VIII.

« Or, tant que la médecine ne pourra pas être enseignée de manière
» à devenir à la portée de toutes les intelligences ; ou bien, si l'on aime
» mieux, tant que les préceptes de cette science, quelles que soient la
» clarté et la précision qu'affectent de leur donner les auteurs des diffé-
» rents systèmes, ne produiront pas une immense majorité de médecins
» heureux dans la pratique, et toujours d'accord entr'eux sur les moyens
» à opposer aux maladies, on ne pourra pas dire que la médecine est
» une véritable science, et qu'elle est plus utile que nuisible à l'hu-
» manité. »

(Docteur Broussais. Examen des Doctrines Médicales, page 858.)

En présence de la vieille médecine, ainsi jugée par ses
propres médecins, et des arrêts par lesquels ils la condam-
nent dans des termes aussi accablants, n'est-il pas alors
du devoir d'un homme de cœur, de rechercher en dehors
de l'Allopathie, puisqu'elle les lui refuse encore après plus
de trois mille ans d'épreuves, des moyens plus efficaces
et moins dangereux pour combattre toutes les maladies en
général, et en particulier un mal aussi meurtrier que le
Choléra-Morbus, et témoin moi-même du spectacle affli-
geant auquel j'ai assisté de très-près, est-il donc étonnant
que, rappelant dans ma pensée de si douloureux souvenirs,
je vienne précéder les évènements, afin que, s'ils se présen-
taient jamais, nous puissions au moins leur opposer des
armes assez puissantes pour conjurer, le plus possible, le
retour de tant de malheurs.

Or, je n'hésite pas à le croire, s'il existe quelque part une
solution probable de cet important problême, tout indique
jusqu'ici, que c'est dans la Méthode Médicale, fondée par
le célèbre Hahnemann, que l'on a pu déjà en trouver la
première trace.

Que ceux-là qui n'y croient pas, ou dénigrent cette
méthode, osent donc l'étudier, ils verront alors si je dis
vrai, et ce que peuvent contre elle tant de tempêtes dé-

chaînées, dont elle triomphe, envers et contre le débordement de ses détracteurs ; qu'ils aillent s'inspirer près de ces hommes qui n'ont rien à redouter du contact de leur savoir ; et ils verront, si comme eux, et quoi qu'homœopates, ils ne sont pas dignes du respect et de la vénération de tous, eux qui n'ont pas craint de faire abnégation de leurs personnes, pour s'exposer à tout ce que la haîne et la jalousie peuvent susciter contre eux dans le cœur de leurs adversaires ; et cela, pour la propagation d'une vérité que chacun peut vérifier, et ne tend à rien moins qu'au soulagement le *plus doux*, le *plus sûr*, et le *plus prompt* de l'humanité souffrante.

Tout, je le répète, vient prouver à celui qui veut s'en convaincre, que s'il existe une vérité en médecine, parmi tous les systèmes en contradiction qui se la disputent, c'est à l'Homœopathie seule que dans l'état actuel de l'art de guérir, peut appartenir le droit le plus légitime d'en revendiquer le titre. Et dès-lors, n'est-ce pas un devoir pour moi de le déclarer ici hautement : que guidé d'abord par les préceptes du maître et de ses disciples les plus éclairés, qu'édifié ensuite des résultats que j'ai déjà pu apprécier par moi-même, c'est dans l'Homœopathie que je vais désormais puiser ma foi médicale ; oui, c'est-elle qui dirige mes pas moins chancelants dans une carrière hérissée de tant de difficultés ; et ne me laisse pas douter un seul instant, que si j'ai vu cette méthode triompher dans les circonstances les plus désespérées de la pratique ordinaire, elle ne saurait faillir alors à ses principes, lorsqu'elle prétend lutter avec le même avantage contre le Choléra-Morbus.

Cependant, comme malgré tout ce que je pourrais dire encore en faveur des doctrines que je soutiens, je n'ai point la prétention de triompher de tous les préjugés qu'elles inspirent, lorsque je sais au contraire, qu'il est un grand nombre de gens qui les repoussent systématiquement, ne voulant à aucun prix se rendre à l'évidence des faits, fûssent-ils aussi palpables que la lumière, tant il y a chez eux parti pris à l'avance de les nier, parce que de prime abord ils leur paraissent incroyables, comme si, dans maintes occasions, cette sentence n'avait pas reçu sa confirmation, à savoir :

« QUE RIEN N'EST PLUS VRAI QUELQUEFOIS, QUE L'INVRAISEMBLABLE. »

à ceux-là je me permettrai de dire avec tout homme de bon sens : que si *les illusions d'une théorie mensongère,* abusent trop souvent les meilleurs esprits dans le silence du cabinet, croient-ils bien que ce soit à l'éclatante, à la longue et terrible épreuve de la plus impitoyable des épidémies, que de telles illusions peuvent avoir la force de résister et de survivre? Car si les méthodes les plus pernicieuses ont pu, dans tous les siècles, en imposer un instant par quelques applications heureuses, est-ce bien, en ne faisant rien, absolument rien, contre le Choléra-Morbus, et surtout dans un temps où les ressources de la médecine expectante sont très-généralement connues, que les médecins homœopathes pourraient encore rêver succès et confiance? Concevrait-on alors, qu'un grand nombre de praticiens, revêtus de considération, en possession d'emplois lucratifs et distingués, puissent avoir traversé sans remords, cette rude épreuve en Pologne, en Russie, en Allemagne, en Autriche et en Hongrie, en persévérant et persévérant toujours, à n'opposer au fléau que des armes chimériques et insensées?

Admettrait-on enfin, qu'après avoir mille fois sans doute, et par miracle, échappé à la vindicte des peuples au désespoir, ils aient encore la diabolique audace de venir, après tant de meurtres, et au sein même de ces populations décimées par eux, prêcher plus que jamais, leur funeste doctrine, en proclamer la supériorité, en compter les triomphes, et en propager laborieusement les conseils, dans les contrées les plus éloignées ? Tout cela, est-il bien dans les bornes du possible ! et au lieu de recourir à des hypothèses incroyables, pour vouloir expliquer ce qu'on ne comprend pas, ne serait-il pas plus naturel et plus simple de nous appliquer à nous-mêmes une bonne fois, ce que nous reprochons tant aux contemporains de toutes les grandes découvertes, c'est-à-dire : *que si nos pères n'ont pu tout connaître; nous ne devrions pas nous trouver plus étonnés de ce que nous-mêmes, ne sachions pas tout encore.*

Le lecteur, je l'espère, me pardonnera ces quelques réflexions, qui m'ont été naturellement suscitées par la position toute spéciale où je me trouve placé ; car, ancien combattant du Choléra-Morbus, en 1832, dans les rangs de l'Allopathie, alors que je les ai abandonnés, pour ceux de l'Homœopathie, je devais à moi-même et à mes concitoyens, de leur exposer à grands traits les motifs qui ont déterminé dans ma pratique une conversion, dont je crois, après tout, devoir me réjouir comme homme et comme médecin.

Quoiqu'on dise ou qu'on pense à cet égard, je n'en persévérerai pas moins dans mes convictions, d'ailleurs les faits que je vais exposer, seront peut-être de nature à exciter plus de confiance dans l'Homœopathie, chez bien des personnes qui de l'Homœopathie n'ont, à vrai dire, jusqu'à ce jour, entendu prononcer que le nom sans en connaître le sens, ni avoir soupçonné la véritable portée des principes qu'il renferme. Peut-être aussi, les conséquences qui découleront de mes explications, seront-elles d'un utile secours, pour ceux qui l'ont déjà vue à l'œuvre, et seront les premiers à vouloir en étendre l'application dans le monde qui les environne? En tout état de choses, comme l'a dit un noble confrère, avant moi : « J'aurai toujours rempli un des » premiers devoirs de l'homme, celui de porter à la connais- » sance de tous, et de propager dans un temps critique, ce » qu'il croit être la vérité, heureux si de cette publication, » il en pouvait résulter quelque soulagement aux maux de » l'humanité. »

C'est donc avec l'espoir de voir ce vœu se réaliser, si le ciel l'ordonnait, que je vais maintenant aborder, hardiment la grande question que je me suis proposé d'étudier, celle du Choléra-Morbus et de son traitement, par les moyens que propose l'Homœopathie.

DEUXIÈME PARTIE.

TRAITEMENT SPÉCIAL DU CHOLÉRA-MORBUS.

Lorsque le Choléra-Morbus s'est manifestement déclaré dans une localité, deux choses sont à considérer :

La première, concernant les individus, qui n'étant pas encore atteints par le fléau, doivent chercher, autant que possible, à prévenir en eux, le développement de ses prin- cipes investigateurs, ce qui constitue :

LE TRAITEMENT PRÉSERVATIF.

La seconde, au contraire, relative à ceux qui frappés déjà par le mal, ne sauraient alors mettre trop promptement en œuvre, toutes les ressources que conseille la prudence, soit pour en arrêter la marche, soit pour s'opposer à une issue qui pourrait devenir fatale, en d'autres termes c'est :

LE TRAITEMENT CURATIF.

Dans l'une et l'autre hypothèse, l'Homœopathie, ainsi que je l'ai déjà dit, met en avant des moyens qui doivent inspirer une confiance d'autant plus grande, qu'ils sont recommandés par le cri unanime de tous les médecins qui les ont expérimentés ; aussi, est-ce en m'inspirant du fruit de leurs observations, que je crois pouvoir maintenant, entrer franchement dans le fond de la question, en cherchant tout d'abord, à mettre à la portée de chacun, les bases du traitement préservatif ([1]).

1° Traitement Préservatif.

Les moyens préservatifs, préconisés par l'Homœopathie, peuvent varier dans leur espèce, et subir dans leur mode d'administration, certaines modifications qui tiennent à la position même de celui qui en fait usage ; car, il est en effet, des personnes que leurs fonctions habituelles, forcent à se trouver presque continuellement en contact, plus ou moins direct et fréquent, avec les cholériques, tandis qu'il en est d'autres qui, vivant hors de toute communication avec ces derniers, n'en sont pas moins comme tout le monde, sous l'influence générale de l'épidémie.

Dans la première catégorie nous rangerons : les médecins, les gardes-malades ou infirmiers, les parents et les amis des malades qui viennent les visiter, quelquefois

---

(1) Il est de remarque que les personnes qui sont le plus susceptibles d'être atteintes par le Choléra sont généralement celles qui ont une plus grande tendance à contracter la cholérine qui, pendant le cours de l'épidémie, devient en quelque sorte, le signe précurseur de l'invasion de la maladie.

même, leur prodiguer les soins assidus que réclament leur état. Ici, la précaution la plus indispensable, sans contredit, est de recourir à l'emploi, souvent répété, de la *Dissolution camphrée Homœopathique,* dont chacun devra se procurer un petit flacon, qu'il portera sur lui, afin de s'en servir au besoin, et de la manière ci-après : c'est-à-dire, que chaque fois qu'il sera pour entrer dans la chambre d'un cholérique, il aura soin de déposer une ou deux gouttes au plus de cette dissolution, sur la langue, précaution qu'il réitérera par prudence, à la porte de chaque malade qu'il devra approcher ; ne perdant pas de vue encore, qu'il serait bon de rester au moins quelques minutes au repos avant de pénétrer dans tout appartement, dont on aurait à redouter les effets miasmatiques.

Quant aux moyens de se préserver de l'influence générale, que peut exercer l'épidémie sur l'économie animale, entre autres spécifiques, je signalerai en première ligne :

1° LE VERATRUM ALBUM.
2° LE CUPRUM METALLICUM.
3° L'IPÉCACUANHA.

Ces trois médicaments, en effet de l'aveu de tous les médecins, qui ont bien voulu les mettre à épreuve, se sont montrés si efficaces pour remplir ce but, que je regarde comme un devoir impérieux pour moi, d'appeler sur eux l'attention publique. Pour ce qui concerne la manière de se les administrer, elle est des plus simples, bien qu'elle ait varié suivant tel ou tel praticien, sans jamais nuire cependant aux résultats, que tous recherchaient. Ainsi, suivant les uns, le *Vératrum* seul, employé à la dose d'un ou deux globules, le matin à jeun, et de quatre en quatre jours, pendant tout le cours de l'épidémie, leur a paru suffire entièrement ; tandis que d'autres ont alterné ce même remède avec le *Cuprum*; aux mêmes intervalles de temps, et dans les mêmes conditions ; d'autres enfin, ont cru pouvoir donner comme intermédiaire l'*Ipécacuanha*. De ces trois méthodes, que je crois également bonnes, si j'étais appelé à indiquer la meilleure à mon avis, j'avoue que je ne serais pas sans embarras ; mais du moment où toutes ont réussi, chacun pourra agir d'après ses inspirations personnelles, en adoptant le mode le plus simple ou le plus compliqué de ces divers traitements.

Quelque soit la combinaison adoptée cependant pour favoriser le développement de ces substances préservatrices, il est des conditions qu'on ne saurait négliger, sans compromettre leurs propriétés, si l'on n'avait égard aux préceptes hygiéniques, réclamés par la nouvelle école, afin d'éviter dans le régime surtout, l'usage de certains aliments reconnus pour en paralyser ou détruire complétement l'action ; aussi, pour prévenir tout écueil à ce sujet ; on devra se conformer aux indications suivantes :

RÉGIME.

Chaque fois que l'on prendra ces médicaments, il sera bon de choisir le matin à jeun ; pour cela, on fera dissoudre le nombre de globules jugé nécessaire, dans une cuillerée d'eau distillée ou filtrée, puis après l'avoir avalée d'un trait, l'on restera au moins deux heures sans manger ; car, ce n'est qu'après ce laps de temps, que l'on pourra sans inconvénient, recourir à l'usage d'un bouillon de viande, cuit sans légumes et bien consommé.

De son côté, le régime alimentaire proprement dit, exige une scrupuleuse attention, et recommande avant toute chose, de ne supporter ni la faim ni la soif, et de ne jamais se charger l'estomac de nourriture et de vin. Parmi les éléments de la nourriture ordinaire, il importe de n'adopter que ceux qui jouissent au plus haut degré de propriétés nutritives, sans rien présenter de trop excitant. Pour obéir à cette loi, l'on devra donc rejeter l'emploi du thé, du café, et de toutes les herbes susceptibles de contenir un principe médicinal, comme l'oseille par exemple, certains fruits cuits, les laitages et les confitures acides, la salade et les crudités en général. L'on proscrira également les viandes de difficile digestion, comme celles de charcuterie, de l'oie et du canard, ainsi que tout excès dans les assaisonnements.

Mais on se nourrira volontiers avec les viandes de bœuf, de mouton, de veau, de volailles, de gibier; de légumes doux et bien préparés, de laitages sucrés, de pâtes et de fécules.

Excepté le vin de bonne qualité, pris en petite quantité et étendu d'eau, on se privera de toute liqueur spiritueuse et fermentée. Les décoctions de gruau, d'avoine ou d'orge, l'eau sucrée ou panée, sont les seules boissons convenables pour étancher la soif qui se présente dans l'intervalle des repas.

Il est inutile d'ajouter qu'on doit, dans ces moments difficiles à traverser, bannir toute crainte de son esprit, dominer les évènements par la pensée, et se rendre maître de soi, autant que possible.

Un conseil aussi qu'on ne doit pas oublier, c'est que dans sa marche et ses occupations journalières, on ait soin de ne pas trop se hâter, afin de ne pas provoquer, soit une transpiration trop abondante, soit encore une surexcitation nerveuse, qui pourraient provoquer l'invasion de la maladie. Cependant, on pourra se livrer sans crainte à un exercice modéré, d'autant plus salutaire alors qu'on évitera, par ce moyen, tout travail physique et moral, trop pénible et trop soutenu.

Enfin, il sera indispensable de se préserver du froid et de l'humidité des pieds, de tenir la plus grande propreté sur son corps, dans ses vêtements, et dans son habitation, en établissant dans ses appartements, des courants d'air, propres à leur donner une fraîcheur ou un degré de température, qui soit en rapport avec la saison présente.

D'après M. le docteur Rapou, de Lyon, qui est allé étudier l'Homœopathie en Allemagne, il est constaté qu'à Vienne, en Autriche, sur plus de 80,000 individus, qui voulurent bien se soumettre à ce traitement, pendant le choléra de 1832, très-peu de personnes en furent attaquées, et encore, n'eurent-elles à subir les effets de l'épidémie, qu'à un degré très léger.

2° Traitement Curatif.

En posant les bases du traitement préservatif, j'ai dit : que tous les médecins Homœopathes, avaient constâmment été d'accord, sur le choix bien déterminé de remèdes à opposer aux influences du Choléra-Morbus-Asiatique. Maintenant, qu'il ne s'agit plus de prévenir, mais bien de combattre à outrance l'ennemi de front, voyons si la même entente a régné chez ces mêmes praticiens, en ce qui concerne les moyens curatifs, exigés dans les diverses phases que peut présenter le fléau.

Eh bien ! si à cet égard l'on compulse tout ce qui a été écrit et publié sur le Choléra, par les disciples d'Hahnemann, si l'on consulte les nombreuses observations recueillies par leurs soins, près du lit des malades qu'ils ont été appelés à traiter, on ne sera pas moins frappé de surprise, en restant convaincu, que tous ces médecins, en effet, et sans se connaître le plus souvent, agissant d'après leurs propres inspirations ; mais toujours dirigés il est vrai, par le même principe conducteur, cela, dans des climats différents, et dans des pays situés à des distances telles, qu'on ne saurait supposer qu'il y ait eu possibilité pour eux de combiner leurs nombreux essais ; on restera, dis-je, frappé de surprise, devant ce même accord, qui a dominé la manière d'agir de chacun, et les a conduit tous, comme par enchantement, à l'aide des mêmes ressources, à des résultats complétement semblables, pour des cas identiques de la même maladie.

D'où vient donc ce spectacle si étrange et si rare? de voir ainsi des médecins s'entendre, dans des conditions si extraordinaires, et marcher sur les traces les uns des autres, sans que pour arriver à ce but ils se soient concertés à l'avance. Tandis que d'un autre côté, contrôlés dans leur dire, par des confrères d'une crédulité peu facile, tous sont venus cependant proclamer la vérité de ces faits, livrés désormais au contrôle judicieux de quiconque est appelé à se préoccuper par devoir, de la conservation de la vie et de la santé de ses semblables.

Est-ce un rêve? Ou bien y a-t-il là un mystère impénétrable! Non sans doute, car l'explication la plus simple, va suffire, je suppose, pour que la lumière se fasse ; et disons tout d'abord, que contrairement à ce qui a lieu en Allopathie, aucun des médecins Homœopathes, ne s'est égaré dans les ténèbres d'une théorie plus ou moins absurde ou spécieuse, pour chercher à pénétrer les causes, à jamais saisissables peut-être, du Choléra-Morbus, pour en fonder le traitement uniforme et rationnel ; mais tous, abandonnant cette voie de l'incertitude, ont senti la nécessité de tourner leurs regards vers les œuvres de Hahnemann, et c'est en fouillant dans la *Matière Médicale pure* de cet homme immortel, qu'ils ont en effet trouvé à l'article de certaines substances, tous les symptômes du Choléra décrits par anticipation, avec un tel caractère de rapprochement, que, pour eux il n'y a plus eu d'hésitation possible, pour devoir en faire l'objet d'une scrupuleuse application, chaque fois que les circonstances venaient faire appel à la vertu spécifique de telle ou telle de ces mêmes substances.

Voilà, si je ne me trompe, le voile soulevé en partie, et de l'expérience qui en a été faite, et peut-être invoquée d'un moment à l'autre, il en résultera clairement pour tous ceux qui voudront s'y soumettre, ou chercheront de bonne foi à s'en convaincre, que l'homœopathie, oui l'homœopathie, comme je le prouverai dans le dernier chapitre de cet opuscule, est de toutes les médecines, celle qui s'est montrée la plus puissante jusqu'à ce jour, pour combattre avec le plus d'efficacité, les cas même les plus désespérés de l'épidémie qui nous occupe ; et si, ces succès qu'elle proclame à bon droit sont vrais, c'est qu'ils se présentent comme la conséquence naturelle et invariable d'un principe nettement formulé par ces trois mots :

SIMILIA SIMILIBUS CURANTUR ,

c'est-à-dire qu'à des symptômes donnés et qui caractérisent dans leur ensemble, une maladie quelconque ; il faut pour en obtenir la guérison parfaite, leur opposer successivement des remèdes déjà connus pour avoir produit et reproduit plusieurs milliers de fois sur l'homme en parfait état de santé, des symptômes aussi semblables que possible à ceux que l'on veut détruire.

Cependant, il ne faudrait pas oublier que, de même que la maladie dans sa marche, peut varier dans son intensité et sa régularité, de même aussi, le traitement doit varier dans l'ordre et le choix des remèdes qui lui sont propres ;

mais comme certains symptômes se retrouvent toujours et dominent les autres , il n'est donc plus étonnant que les médicaments qui leur sont homœopathiques reparaissent constamment dans tous les traitements.

Comme on le voit, c'est en partant de ce grand principe , que j'ai tâché de mettre à la portée des intelligences même les plus rebelles, et en m'appuyant sur l'autorité des documents fournis par des hommes honorables et dignes à tous égards d'une haute confiance , que je me crois fondé désormais à faire l'exposition du traitement curatif du Choléra-Morbus. Le suivre pas à pas dans son développement , chercher autant que possible à préciser les cas d'une manière assez nette et assez tranchée, pour que l'application du remède et son choix deviennent chose facile , tel est le but que je devais me proposer ; en prévenant toutefois , qu'il ne peut être ici question que des secours d'urgence , et en attendant l'arrivée du médecin ; car à lui seul , on le conçoit , pendant le cours de la maladie, et à plus forte raison dans les moments critiques , doit être remise la direction d'un traitement susceptible de varier suivant la marche et la gravité des évènements.

Partout où le Choléra a exercé ses ravages , il a rendu les hommes de l'art familiers avec ses symptômes, qui ont un type tellement particulier qu'il est difficile de les méconnaître pour celui qui a déjà pu les observer ; aussi, les diverses périodes qui lui sont propres, ont-elles toujours été soigneusement décrites par tous ceux qui ont publié des ouvrages sur ce sujet. Pour eux, l'opinion est une encore sur la différence à établir entre les prodrômes ou signes précurseurs de cette affection , et son état confirmé. Il est impossible de confondre également la période de collapsus ou d'asphyxie avec celle dite de réaction.

Néanmoins on ne peut se dissimuler que , si dans les cas

ordinaires les périodes se succèdent d'une manière saisissable, bien souvent le mal précipite son cours avec une si effrayante rapidité que la mort survient presque instantanément sans qu'il ait été permis même au médecin de reconnaître les diverses phases de la maladie. Cependant, il reste démontré que rarement les malades traités homœopathiquement passent de la première à la seconde période, et que presque toujours ils échappent à la troisième, à plus forte raison, celle de réaction où des maladies inflammatoires, où des fièvres nerveuses, n'apparaît-elle que très peu souvent.

D'après cet énoncé, l'observateur attentif reconnaîtra qu'il existe d'abord une période de prodrômes ou signes précurseurs du choléra, tandis que dans le choléra confirmé les praticiens s'accordent à en distinguer quatre, dont je vais successivement établir les caractères différentiels en commençant par les prodrômes :

Prodrômes ou Signes précurseurs du Choléra.

Tintements d'oreilles ;
Etourdissements plus ou moins fréquents ;
Troubles de la vue ;
Sensation d'ivresse ;
Soupirs profonds, angoisses, malaise général ;
Palpitation de cœur ;
Tremblement de tout le corps ou des membres seulement ;
Froid électrique dans les tempes et le cuir chevelu.

Lorsque ces symptômes se trouvent réunis en plus ou moins grand nombre chez le même sujet, et de manière à réveiller une attention sérieuse, on fera bien d'employer de suite et sans hésiter :

La Teinture Camphrée Homoeopathique,

à la dose d'une goutte dans une cuillerée d'eau, et que l'on répètera au besoin toutes les deux, trois, ou cinq minutes, jusqu'à ce que la chaleur renaisse et que la transpiration s'établisse, on pourra en même temps, pour réveiller l'action vitale et rappeler la chaleur à la peau, procéder par de rudes frictions sèches avec des brosses ou de la laine et par l'application de corps chauds de toute espèce, comme fer, briques, eau en bouteille, sable ou cendres renfermés dans des sacs et bien chauffés.

On évitera les fomentations humides, qui ont été reconnues pour favoriser la transformation du Choléra en typhus.

On donnera très peu de boisson à la fois, seulement de temps à autre une cuillerée d'eau froide pure ou sucrée, ou mieux encore de petits morceaux de glace.

Mais, comme cette époque des prodrômes est en général très courte, et qu'on n'a malheureusement pas toujours le temps de la remarquer surtout dans le début de l'épidémie où les accidents sont très brusques, les personnes alors chargées de l'administration des premiers secours, ne devront pas perdre de vue l'instruction suivante qui concerne spécialement le Choléra bien confirmé.

CHOLÉRA-MORBUS CONFIRMÉ.

Première Période.

Indépendamment des signes mentionnés à l'article des prodrômes qu'il ne faut pas oublier, la première phase du Choléra bien établi , se distingue surtout par les symptômes que voici :

Borborygmes ou gargouillements dans le ventre , accompagnés de faiblesse générale, de sentiment d'oppression, et de plénitude dans la poitrine ;

Diarrhée, et vomissements aqueux , avec douleurs dans la région de l'estomac ;

Soif ardente ;

Air triste et inquiet ;

Sueur au front , et dans le voisinage des tempes ;

Paleur, et couleur terreuse du visage ;

Maux de tête, et vertiges ;

Trouble très-sensible de la vue ;

Lorsque ces symptômes se manifestent, pour la plupart dans l'état du malade , il faut d'abord écarter toute espèce d'odeur, et de remède Allopathique surtout , et sans désemparer, l'on administrera :

Ipécacuanha ,

deux à quatre globules seulement à la fois , soit à sec, ou dissous dans une cuillerée d'eau , et que l'on aura soin de répéter toutes les cinq minutes , pendant la violence des accidents. Mais, aussitôt qu'un amendement se manifestera, il deviendra nécessaire d'éloigner les doses et de les diminuer , dans le rapport du déclin de la maladie.

Ici, les frictions, dont-il a été parlé plus haut, sans être nuisibles, seront presque toujours inutiles ; car, au bout de très-peu de temps, la chaleur doit renaître, la transpiration s'établir d'elle-même, et les vomissements s'arrêter, de telle sorte, qu'il ne reste plus véritablement qu'à faire observer au malade, un régime de convalescence.

Deuxième Période.

Si, aux symptômes déjà décrits, il venait s'en joindre de nouveaux, tels que :

Fortes crampes ;

Abattement très-prononcé ;

Angoisse extrême ;

Hoquet fatigant, avec douleurs atroces dans l'estomac.

Tous caractères, qui appartiennent spécialement à la deuxième période ; alors, on administrera aussitôt que possible, et en une seule fois, à la dose de deux à quatre globules, suivant l'âge et la constitution du sujet :

VERATRUM ALBUM,

et ce n'est, qu'au bout de trois heures, dans le cas où jusqu'à ce moment, il ne se serait manifesté aucune amélioration marquée, qu'il sera permis de revenir, soit à ce même médicament, soit au :

CUPRUM METALLICUM,

qui sera toujours indiqué de préférence au Veratrum, chaque fois, qu'il y aura crampes et convulsions, avec complication de selles sanguinolentes.

Il va sans dire que l'action de tout remède, et la vie du malade, dépendront du soin, qu'on mettra à éviter complétement toute autre médication.

La chaleur de l'appartement, ne sera que tiède, et l'on évitera tous les moyens artificiels, propres à solliciter les sueurs.

Comme toujours, peu de boisson à la fois, l'eau très-froide, ou de petits morceaux de glace, répétés de quart en quart d'heure.

Troisième Période.

Nous venons de voir, les symptômes du Choléra, se dérouler de plus en plus, et caractériser les premières phases de cette cruelle maladie ; nous avons vu également, quels étaient les médicaments qu'il importait de leur opposer ; ce tableau, tout sombre qu'il apparaisse dans son ébauche, ne saurait cependant, nous faire reculer devant le pénible devoir qu'il nous reste à remplir, pour le compléter, par l'exposé précis de signes plus effrayants encore ; mais, bien que dans une position aussi critique, l'art semblerait n'avoir plus rien à tenter, l'Homœopathie cependant, a dans une foule de cas, prouvé qu'elle savait triompher de l'état suivant :

Froid glacial ;
Visage déformé, et livide ;
Suspension de la respiration ;
Insensibilité du pouls ;
Yeux caves, et sanglants ;
Stupeur générale ;
Prostration complète des forces.

Et le remède, le puissant qu'elle possède, pour obtenir ce résultat, est sans contredit :

Le Metallum Album,

soit en globules, à la dose de deux à cinq ou six à la fois, soit en liquide, à la dose d'une goutte, et mélangés avec une cuillerée d'eau ordinaire. En même temps l'on pourra aussi administrer un ou plusieurs quarts de lavements d'eau à la glace, afin de réveiller l'action vitale des intestins.

Aussitôt que, de cette médication, l'on aura obtenu quelques uns des bons effets qu'on est en droit d'espérer, on en renouvellera l'emploi de la même manière, toutes les deux ou trois heures environ ; mais, la réaction une fois bien établie, on aura soin d'en éloigner, et d'en diminuer les doses, au fur et à mesure que les forces du malade se relèveront, et qu'il y aura manifestation du retour à la vie.

Quatrième Période.

Cependant, il ne faut pas se dissimuler, qu'il est des cas où, malgré tous les secours portés, même de la manière la plus intelligente, il arrive néanmoins, que le malade tombe dans un état presque complet d'asphyxie.

Ici, il importe avant tout, de se défier d'une mort qui peut n'être qu'apparente ; aussi, serait-il de la dernière imprudence de faire procéder à une inhumation trop hâtive ; car, dans ce moment extrême, on ne doit pas perdre tout espoir de rappel à l'existence, au moyen d'une substance qui s'est déjà montrée héroïque dans de semblables circonstances. Cette substance est :

LE CARBO-VEGETABILIS,

à la dose de cinq à six globules, ou mieux encore, une goutte de ses premières atténuations, mélangée d'eau, et que l'on introduit de force, dans la bouche du moribond, sur le corps duquel on exercera immédiatement de fortes frictions, avec de gros morceaux de glace, que l'on secondera encore par des lavements d'eau glacée, comme il est dit précédemment.

Mais, si le malade, ainsi asphyxié, est tombé dans cet état, avant les secours de l'Homœopathie, ou malgré les efforts de l'Allopathie, la première indication à remplir est de frictionner le corps dans toutes ses parties, avec *la tein-*

ture de camphre, d'en mettre quelques gouttes dans un verre d'eau, et d'en faire pénétrer dans la bouche du patient, de temps en temps, en employant encore, les lavements glacés et camphrés, puis, s'il y a retour à la vie, agir suivant le cas, qui ne peut alors être confié qu'à un médecin, dont la présence devient indispensable.

Maintenant, pour l'intelligence du traitement du Choléra-Morbus, et, afin d'en rendre l'application plus facile, je vais résumer, sous un seul et même coup d'œil, tous les symptômes qui caractérisent chacune de ses périodes, en mettant en regard, les médicaments qu'il importe le plus de consulter, en attendant les secours d'un homme de l'art.

Avant cela, cependant, je dois déclarer, que pour tout individu qui voudra rechercher dans l'Homœopathie les bienfaits d'un traitement préservatif ou curatif, il est une loi imprescriptible et absolue, qu'il importe de faire connaître :

1° Ne pas s'écarter du régime prescrit ;

2° Chaque fois que le camphre sera mis en usage, ne jamais l'employer concurremment avec un autre médicament, par la raison très-simple, qu'il est l'antidote le plus actif de tous les autres remèdes;

3° N'avoir jamais recours, à aucun des moyens prescrits par l'Allopathie, s'il ne l'est aussi par l'Homœopathie ;

4° Ne se servir que de médicaments, dont on sera complétement sûr ; car, les procédés déjà invoqués contre l'Homœopathie, par certains de ses adversaires, doivent prémunir ses partisans, contre tout commerce infâme et malveillant, qui n'aurait d'autre but que de démontrer la fausseté de leurs prétentions, en distribuant, à cet effet, dans le public, des globules, soi-disant Homœopathiques, alors qu'ils seraient tout-à-fait privés de l'association des substances qui seules peuvent leur donner de la vertu (¹).

Dans cette occasion solennelle, pour faire connaître à tous la supériorité de leur traitement, sur celui de la vieille école, les médecins Homœopathes ne répondront évidemment que de leurs actes et de leurs moyens.

RÉSUMÉ GÉNÉRAL

de tout ce qui concerne les Traitements Préservatif et Curatif

DU CHOLÉRA-MORBUS.

1° Traitement Préservatif.

1° Pour les personnes qui ne doivent approcher les Cholériques qu'accidentellement, ou sont appelées à leur donner des soins assidus.	**DISSOLUTION HOMŒOPATHIQUE CAMPHRÉE.** Une à deux gouttes versées sur la langue, au moment de se trouver en rapport avec les malades ou les lieux où il s'en est trouvé.

---

(1) Ce langage de ma part paraîtra d'autant moins téméraire que pendant des expériences cliniques qui furent ouvertes à Naples par ordre du roi François 1ᵉʳ, à l'Hôpital Militaire de la Trinité et commencèrent le 13 avril 1829, les commissaires choisis pour surveiller et vérifier les faits, apportèrent en général tant de mauvais vouloir et se conduisirent d'une manière si repréhensible, que l'un d'entre eux, franchissant toutes bornes à cet égard, le docteur Albanèze, fut publiquement accusé d'avoir voulu empoisonner les malades, craignant de les voir guérir par l'Homœopathie. Cette accusation qui pouvait avoir des suites fort graves, sans l'intervention des docteurs de Horatiis et Romani, fut motivée par une distribution de figues qui fut faite par le docteur Albanèse lui-même en cachette et à l'insu de tous les médecins.

L'un des malades, le nommé Dominique Joccola, grenadier du 4ᵉ régiment de la garde, qui mangèrent de ces figues, éprouva tous les symptômes de l'empoisonnement, et fut très-heureux de ne point y succomber, comme l'atteste le rapport qui en a été fait. (*Bibl. Homœopat. de Genève, t. 7. p.* 138.)

En citant ce fait pris entre bien d'autres, ce n'est pas que j'en puisse croire le renouvellement possible, mais ce que je craindrais, je le répète, ce serait plutôt le commerce spéculatif ou malveillant de faux remèdes, ce qui n'en serait pas moins un crime!

2° Pour celles qui veulent chercher à combattre les influences générales de l'épidémie.

Employer à tour de rôle, de quatre en quatre jours, pendant tout le cours de l'épidémie et le matin à jeun, à la dose de 2 à 3 globules dissous dans une cuillerée d'eau fraîche et filtrée, les trois médicaments ci-contre et consulter le régime à suivre qui se trouve à la page 12.

1° Veratrum album.
2° Ipécacuanha.
3° Cuprum metallicum.

2° Traitement des Prodrômes ou du Choléra non confirmé.

1° Tintements d'oreilles;
2° Etourdissements;
3° Trouble de la vue;
4° Froid aux tempes et à la tête;
5° Soupirs, angoisses, malaise;
6° Palpitations, tremblement général ou partiel des membres.

TEINTURE HOMOEOPATHIQUE CAMPHRÉE.

Une goutte dans une cuillerée d'eau, toutes les deux, trois ou cinq minutes, jusqu'à ce que la chaleur renaisse et la transpiration s'établisse.

3° Traitement du Choléra confirmé.

1re Période.

1° Vomissements aqueux;
2° Diarrhée aqueuse;
3° Douleurs d'estomac;
4° Soif ardente;
5° Air triste et anxieux;
6° Sueur froide au front;
7° Paleur du visage;
8° Vertiges, défaillance;
9° Trouble de la vue.

IPÉCACUANHA.

2 à 3 globules dissous dans une cuillerée d'eau, de cinq en cinq minutes, jusqu'à ce que le mieux se manifeste.

2° Période.

1° Fortes crampes;
2° Abattement général;
3° Angoisse extrême;
4° Hoquet;
5° Douleurs d'estomac très-vives.

VERATRUM ALBUM.

2 à 3 globules dissous (ut suprà) et répétés deux heures après, s'il n'y avait pas d'amélioration.

Et si à ces signes viennent se joindre des convulsions et des selles sanguinolentes, CUPRUM MÉTALLICUM est le remède par excellence, et qu'on emploie de la même manière que le Veratrum.

3ᵉ *Période.*

1° Froid glacial ;
2° Visage déformé et livide ;
3° Suspension de la respiration ;
4ᵉ Insensibilité du pouls ;
5° Yeux caves et sanglants ;
6° Stupeur générale ;
7° Prostration de forces.

> **METALLUM ALBUM.**
> 2 à 3 globules dissous répétés suivant le besoin. Frictions et quarts de lavements à la glace.

4ᵉ *Période, dite d'Asphyxie.*

Dans le cas d'insensibilité complète , avec tous les symptômes de la mort apparente :

CARBO-VEGETABILIS,

cinq à six globules, délayés dans une cuillerée d'eau, ou mieux encore, une goutte étendue de la même quantité d'eau, et que l'on introduira dans la bouche du malade.

A cela , on joindra des frictions avec la teinture de camphre , et les lavements glacés , dans lesquels on ajoutera quelques gouttes de cette même teinture , puis demander le médecin , aussitôt que possible.

TROISIÈME PARTIE.

PREUVES EN FAVEUR DE L'EFFICACITÉ DE LA MÉTHODE HOMŒOPATHIQUE.

Après avoir cherché, autant qu'il pouvait dépendre de moi , à tracer avec fidélité , les divers caractères de chaque période du Choléra , pour permettre à toute personne intelligente de les reconnaître, et de leur appliquer avec sécurité, le remède qui lui convient, il importe, pour rassurer les esprits, encore peu confiants, d'apporter comme légitime garantie de ce que j'ai avancé, le trop juste tribut des preuves qui me semblent inséparables de la tâche que je me suis imposée.

Il faut l'avouer, si l'Homœopathie en est encore à se débattre, depuis soixante ans, pour assurer le triomphe de ses principes, c'est qu'elle n'est pas assez généralement connue, d'où il suit, que mal jugée par les uns, ou ridiculisée par les autres, elle est repoussée encore par le plus grand nombre, parce qu'elle a eu sans doute, le tort immense, pour tous, de venir dès sa première apparition, d'une manière brusque, et sans transaction possible, porter la plus rude des atteintes à l'édifice, qui depuis plus de trente siècles, présidait aux destinées de l'homme malade.

De telles considérations ne sont-elles pas propres à nous expliquer pourquoi L'homœopathie en effet ne marche pas d'un pas plus rapide à la conquête de la foi médicale, lorsque tant de gens travaillent à l'étouffer? Mais patience! quelques soient leurs efforts à cet égard; ils pourront bien encore, pendant quelque temps retarder le cours de ses progrès, sans pour cela jamais pouvoir l'arrêter, car, il appartenait au XVIII siècle de voir surgir un homme de génie, véritable envoyé de Dieu avec la mission sainte de nous révéler les erreurs de la vieille médecine, à la condition, toutefois, de nous faire connaître des secrets que jusqu'à lui la nature nous avait tenu cachés; et pour accomplir son œuvre, cet homme comme tous les apôtres voués à la propagation des grandes vérités a dû subir le martyr réservé aux nobles convictions; en pouvait-t-il être autrement? Après les nombreux exemples des temps passés.

Témoin entre autres, les persécutions de JENNER voulant opposer la vaccine à l'implacable variole. Témoin GALILÉE, obligé de s'incliner devant le tribunal de l'inquisition et de renier après une condamnation humiliante, sa grande découverte sur les mouvements de la terre, ce qui ne l'a pas empêché de continuer à se mouvoir, comme il n'a pu s'empêcher de le répéter encore en relevant la tête devant ses juges.

E pur si Huove (et pourtant c'est la terre qui se meut.)

Témoin l'illustre HARVEY pendant un quart de siècle regardé comme visionnaire pour ses théories sur la circulation du sang ; et cependant elles sont aujourd'hui les seules lois concernant cette première fonction de la vie animale, qui soient admises par tous les Physiologistes venus après lui.

Témoin enfin JEAN SALOMON DE CAUS, incarcéré comme fou dans un cabanon de Bicètre, et cela, pour avoir deviné et fait pressentir au monde savant les Phénomènes incalculables de la vapeur, appliquée comme force motrice et destinée à opérer, comme on l'a vu depuis, la plus étonnante des révolutions dans les arts mécaniques et industriels.

Eh bien! aux temps de leurs persécutions qui eût pu croire à leur triomphe ? Eh qui oserait aujourd'hui porter une main sacrilège sur ces grands monuments, de la science élevés à la gloire de la civilisation moderne ; qui pourrait surtout ajouter foi au récit des tortures atroces et de toute espèce, qu'ont dû éprouver de si généreuses victimes pour en asseoir et en consolider les fondements.

Est-il donc étonnant d'après cela que l'Homœopathie cette immortelle découverte du siècle dernier, ait été elle aussi, persécutée dans la personne d'Hahnemann ; mais le temps, ce grand maître qui fait justice de tout, viendra le venger plus tôt peut-être que ne le pensent ses détracteurs, de tout ce qu'il a supporté avec tant de calme et de résignation pour le soulagement de l'humanité souffrante.

En attendant ce jour, reconnaissons que l'emploi des médicaments aux doses infinitésimales, et surtout sous forme de globules, n'a pas été une des moindres causes et la plus sérieuse même qui ait arrêté les croyances populaires ; aussi, je ne puis passer sous silence l'occasion d'aborder ce point si délicat de notre Thérapeutique qui ne saurait être mieux justifié que par la reproduction de l'article suivant que je trouve dans la Bibliothèque Homœopathique de Genève et que je transcris dans toute son étendue, sans y changer un mot, tant il me semble révéler des faits importants et propres à ouvrir les yeux des gens les plus difficiles à convaincre sur la vertu possible et plus que probable de nos infiniments petits.

Dès qu'un fait, ou qu'une doctrine nouvelle apparaît, prônée par un certain nombre d'honnêtes gens, dont on ne saurait contester le mérite, ou la bonne foi, il est du devoir alors, de tout homme sensé, de s'enquérir de ce qu'elle renferme de plausible et d'incontestable ; car la curiosité est le premier moyen de progresser.

L'expérience a fait découvrir bien des voies, pour arriver à la guérison des maladies, ou au soulagement des malades ; mais, comme nul esprit créé ne peut pénétrer dans l'intérieur de la nature, on voit souvent le médecin, prendre le chemin de travers, donner à droite, quand il faudrait donner à gauche, et porter ainsi de rudes coups au malade, tout en ne voulant frapper que la maladie.

D'où viennent, ces graves et fréquentes erreurs d'un art, qui depuis trois mille ans, invoque incessamment l'appui de l'expérience à son aide ? il faut les attribuer au défaut de base.

Qu'elle est la base d'un art ? la science !

Qu'elle est la base de la science ? un ou plusieurs principes fixes, et invariables dans les sciences positives.

Qu'elles sont les bases des principes ? les faits, dont tout homme bien organisé, doit reconnaître le pouvoir souverain et absolu, sur les lois scientifiques.

Or, qu'on lise l'histoire de l'art, depuis les Asclépiades, jusqu'à nous, qu'on étudie la médecine de l'Allemagne, de l'Angleterre, de la Belgique, de la France, et de l'Italie, et l'on se convaincra de suite, qu'aucun principe fondamental, ne préside à la pratique des médecins.

Il n'est point une capitale en Europe, où l'on ne rencontre des *broussistes*, des *excitabilistes*, des *contre-stimulistes*, des *humoristes*, des *solidicistes*, des *antiphlogisticistes*.

Tous les systèmes Allopathiques, se ruent donc encore les uns sur les autres, sans qu'un seul reste debout, grand et puissant, capable enfin de dominer la masse des praticiens.

Ce vague, cette confusion, ce cahos annoncent évidemment une de ces grandes périodes critiques, qui présagent la mort d'une science sans principe, et la naissance d'un art. Sur les débris du vieux monde, doit s'élever le germe d'un monde nouveau, plein de vie et d'avenir. Aussi, les gens sans préjugés, les vrais amis du progrès, doivent-ils se mettre à l'œuvre, et venir faire sur eux-mêmes, les expériences nécessaires pour saisir la nature sur le fait, lui demander ses secrets, et observer sur leurs propres corps sains et vigoureux, l'action des remèdes ; car, ce n'est qu'ainsi qu'on peut apprendre à manier les instruments, dont on doit se servir pour combattre les maladies, ces cruels ennemis qui font le malheur de l'humanité.

Mais, en adoptant cette nouvelle voie, il ne faut pas se laisser décourager par des traits d'esprit, par des saillies publiques ou cachées, il faut au contraire mépriser les artifices, dont on se sert pour attaquer votre bonne foi, ou la rendre suspecte.

Etudier l'Homœopathie, faire des expériences sur soi-même, pour arriver à la découverte de la vérité, telle doit-être la devise de tout médecin consciencieux, et dont il doit s'énorgueillir, pour posséder un jour tous les secrets de la découverte la plus utile à l'homme.

Ce principe établi, il importe de passer désormais à la question la plus délicate qui la concerne, c'est-à-dire la Thérapeutique ; car, tout le monde sait que c'est contre les infiniments petits, par lesquels les Homœopathes procèdent, que se sont acharnés, et s'acharnent encore sans réserve, les critiques qui ont prétendu s'égayer à ses dépens, sans en vouloir approfondir le côté sérieux, ni envisager les rapports qu'elle peut avoir avec le cours ordinaire de la nature. C'est là justement, ce que nous allons chercher à démontrer.

La nature en effet, ne semble procéder que par petites doses, des doses infinitésimales. Ainsi, le simple frémissement de l'aile d'une mouche, peut produire une immense avalanche, un ver en perçant une écluse, peut inonder tout un pays, une étincelle produit l'explosion d'un volcan, ou d'un tremblement de terre ; un insecte invisible apporte la peste ou le choléra ; une allumette ou un atôme de nitrate de potasse, suffirait pour incendier Londres et Paris ; il faut convenir alors, qu'il serait plus rationnel de tuer la mouche, d'empoisonner le ver, de dissoudre le nitrate de potasse, que de vouloir arrêter l'avalanche, l'inondation, et l'incendie.

Eh bien ! dans sa manière d'agir, l'Homœopathie ne cherche qu'à s'adresser aux causes, tandis que l'Allopathie au contraire, ne combat que les effets.

Pour tout esprit judicieux, rien en effet ne paraît plus facile à concevoir, que l'efficacité des doses atténuées au degré où l'Homœopathie les emploie ; et pour nous convaincre de cette vérité, voyons d'abord qu'elle est la quantité ou le poids des influences, qui peuvent opérer un grand changement dans les corps animés ou inanimés.

Nous n'avons besoin pour devenir malades que de nous exposer à un courant d'air et nous sommes atteints de maux de dents, de rhumes, de coliques, de bronchites, de fluxions de poitrine ; sommes nous effrayés ? Nous perdons la parole instantanément ou nos membres se paralysent, ou notre respiration se précipite ; nous pouvons même perdre connaissance, et quelquefois la vie, respire-t-on une minute l'air dans lequel se trouve un malade atteint de scarlatine, de rougeole, de petite vérole, etc... On est atteint de la même maladie ; une femme enceinte est saisie, son enfant porte la marque, résultat de sa frayeur ; restons-nous quelque temps en contact avec l'odeur violente d'une plante, le sumac par exemple, nous sommes atteints d'une fièvre très forte ou d'érysipèle.

Un orage s'approche, beaucoup de personnes éprouvent un serrement de cœur, des maux de tête, un asthme, de l'accablement. Une personne sensible, se trouve-t-elle auprès d'un fort aimant non fermé, elle éprouve des spasmes ou des maux de dents, d'autres s'évanouissent. Le voisinage d'un chat occasionne à certains individus des vertiges, un serrement de cœur, un saignement de nez ou même un évanouissement.

Qui peut alors d'après ces exemples mesurer la force des impressions dont chacun est susceptible ? Et où se trouve par exemple la quantité pondérable d'influence qui produit les phénomènes dont il vient d'être question ?

En prenant des exemples dans un autre ordre de choses ; qui nous dira pourquoi le lait et la bière qui fermentent aigrissent à l'approche d'un orage ; pourquoi du café et du thé contenus dans des vases découverts et placés l'un à côté de l'autre, le café absorbe toute l'odeur du thé.

Qui nous dira encore : pourquoi un peu de fumée de tabac ou la vapeur de l'ammoniac changent la couleur des fleurs. Pourquoi, si l'on jette des violettes ou des bleuets dans une fourmillère, ces fleurs deviennent immédiatement rouges.

De même beaucoup de femmes ne peuvent porter de peignes de corne, sans avoir mal à la tête. Un épervier passant à plusieurs centaines de pieds au dessus d'une basse-cour, produit une panique sur tous ses habitants ailés.

On cite encore le cas d'un brave grenadier de la garde impériale qui fuyait à l'aspect d'une grenouille, ou celui d'un hussard qui faiblit sur son cheval en rencontrant une araignée suspendue.

Ainsi en scrutant la nature, nous trouverions encore d'autres milliers de faits pour prouver qu'il suffit de l'influence la plus légère d'un corps sur un autre, pour le modifier, de manière à pouvoir guérir un homme malade, comme il peut lui donner la mort alors qu'il jouit de la meilleure santé possible.

Lorsque le Choléra-Morbus exerçait ses ravages à Paris, et qu'il frappait de mort quinze à seize cents personnes par jour, les Chimistes les plus distingués y ont analysé l'air et l'ont trouvé aussi pur que celui du Mont-Blanc. Voilà donc une influence impalpable, impondérable, incoercible, une nihilité enfin, aux yeux même des médecins matérialistes, capable de dépeupler en peu de temps une grande cité ! On l'admet, puisqu'il ne se présente personne pour la nier ; et cependant, on ne voudrait pas reconnaître qu'une influence médicamenteuse atténuée puisse ramener la santé dérangée. C'est supposer alors que la providence peut faire le mal à l'aide d'un quid, d'un je ne sais quoi d'imperceptible, mais vous lui ôtez le pouvoir de faire le bien, même d'une manière analogue.

O Blasphême !

S'il est un fait bien constant, c'est qu'il est plus que vraisemblable qu'on ignore encore jusqu'à quel degré les corps de la nature, et particulièrement l'influence des médicaments, peuvent être raréfiés et atténués, sans que leur vertu se perde ; d'un autre côté mille phénomènes nous apprennent que la dissolution et la raréfaction de la matière vont à l'infini ; en voici des preuves qui semblent sans réplique.

Les fleurs répandent leur odeur toute la journée ; on peut les sentir à de grandes distances sans qu'elles aient perdu de leur masse et de leur parfum.

Le romarin de Provence a une odeur qu'on peut sentir à 30 ou 40 lieues sur mer. Combien alors d'émissions de parties de cette plante ne doit-il pas s'échapper pour se répandre dans l'air ? Un seul grain d'ambre peut remplir de son odeur la capacité d'une chambre ; il faut donc qu'à chaque point de cette chambre, il se trouve une partie d'ambre.

Le grand Haller a trouvé qu'un grain de musc qui était dans un appartement depuis 40 ans, n'avait pas perdu un atome de son poids, et produisait toujours la même quantité d'odeur ; il faut donc que les substances soient d'une divisibilité infinie.

On peut avec un grain de carmin, colorer un mur blanc de neuf mètres soixante centimètres de hauteur sur autant de largeur. Si l'on suppose que $1^m,60^e$ ou huit aunes de Leipsick équivalent à 160 pouces, et que le pouce soit divisible en cent mille parties sensibles à l'œil, on trouve dans cette surface deux cent cinquante six millions de parties dans lesquelles ce carmin est dissous, et ce nombre est encore bien au dessous de la réalité.

Un fil de soie, tel que le ver le produit, de la longueur de 360 pieds, pèse un grain. Que l'on réfléchisse maintenant sur le nombre des parties encore divisibles, que l'on peut obtenir dans un fil de 360 pieds, et l'on sera étonné à juste titre, de la quantité de parties dont un seul grain est composé.

Un pouce du Rhin, comprenant onze lignes sept points du pied de roi, peut-être partagé en 600 parties égales, dont chacune a un espace égal à la grosseur d'un cheveu, et que par conséquent on peut apercevoir.

Ainsi, un seul grain de soie, contient deux millions cinq cent quatre-vingt-douze mille (2,592,000) parties, qui peuvent être aperçues avec facilité.

M. de Réaumur, a trouvé qu'un fil d'araignée était composé de soixante mille autres. Robert Boyle, a couvert une surface de 50 pouces, avec un grain d'or battu ; si l'on partage maintenant le côté d'un pouce en or en 200 parties, chaque carré aura quarante mille carrés égaux, dont chacun a un centième de pouce, ou un vingtième de ligne par côté, le pouce étant de dix lignes.

Or, puisque $1/20^e$ de ligne peut être vu sans secours auxiliaire, les 40,000 petits carrés que contient le pouce carré, pourront être aussi aisément vus. Mais, cet or battu a deux côtés, et les parties que l'on voit au-dessus, sont distinctes de celles que l'on voit au-dessous, d'où il résulte que le pouce carré a deux fois 40,000, c'est-à-dire 80,000 parties qui peuvent être vues ; et puisqu'un grain d'or peut être partagé en 50 pouces carrés, on pourra donc encore distinguer avec l'œil seul 50 fois 80,000, c'est-à-dire quatre millions de parties.

Si d'un grain d'or on en fait un cube, la dimension de son côté sera de une demi ligne, parce que l'expérience enseigne qu'une ligne cubique d'or pèse huit grains ; donc un grain d'or étant 1/8 d'un cube d'or, qui a une ligne pour côté, il s'ensuit qu'une ligne cubique d'or, contient huit fois quatre millions, c'est-à-dire 32 millions de parties qu'on peut encore reconnaître à l'œil nu. Mais, on en découvrirait 30,000 fois de plus avec un verre qui grossirait 30,000 fois. D'après cela, il est certain qu'on peut apercevoir 960 trillions de parties dans une ligne cubique d'or.

Chacune de ces parties est composée encore de beaucoup d'autres, car, pour dorer le fil d'argent, il faut que l'or soit divisé en parties beaucoup plus tenues ; ainsi que l'on peut s'en convaincre chez les doreurs ; d'où il suit que l'on sera forcé de convenir que les Homœo-pathes ont raison, lorsqu'ils avancent que dans l'or qu'ils ont réduit à de si petites parties, il se trouve encore bien des particules de ce précieux métal. Il n'y a que les ignorants qui puissent nier ces calculs ; mais les ignorants sont bien nombreux, malgré les progrès du siècle, et ils préfèrent accuser l'homme de science de mauvaise foi, plutôt que de le suivre dans ses études.

Mais, prenons encore de nouveaux exemples, à l'appui de la divisi-bilité possible de la matière, et de son extensibilité.

Le fil de platine de Wollaston, long de trois mille pieds (3,000) ne pesait qu'un seul grain. Il y a un million de globules dans une goutte de sang d'homme, d'un millimètre cube, et il y a des animaux vivants qui ne sont pas plus gros qu'un de ces millions de globules, lesquels animaux ont eux-mêmes leur sang et leurs globules, des muscles, des nerfs, etc...

Boyle, a dissous un grain de cuivre avec l'ammoniaque, il a versé la dissolution dans 28,534 grains d'eau, et a trouvé qu'elle était entiè-rement teinte en bleu ; mais comme un grain d'eau est la 37 dix millièmes partie d'un pouce cube, la quantité d'eau teinte était environ de 10,557 pouces cubes ; comme dans chaque petite goutte d'eau visible, il se trouvait une partie de cuivre dissous, et vu qu'il y a dans un pouce cube 216,000,000 millions de parties perceptibles à l'œil, il s'en suit qu'un grain de cuivre peut être divisé en 22 milliards 738,000,000 millions de parties visibles.

Si donc nous appliquons ces principes au système d'atténuation préconisé par L'homœopathie, nous devons y voir une véritable dissolution toujours plus grande des parties, un développement aussi plus grand de leurs forces, une véritable volatilisation enfin qui aurait une ressemblance analogue à la conversion de l'eau et de la poudre à canon en vapeurs. Tant en effet, que ces deux corps restent dans le même état, ils ne paraissent exercer aucune influence sur les autres corps, mais aussitôt qu'ils se convertissent en vapeur et que leur volume augmente par la dilatation, ils sont capables de produire une force des plus violentes.

C'est d'une manière semblable que les remèdes agissent : si l'on avale par exemple, une parcelle de soufre elle ne produit pas d'effet sensible; mais triturée plusieurs fois de suite avec cent grains de sucre de lait, elle acquerra de plus en plus par la dilatation une activité plus énergique, et devient ainsi un remède puissant.

Il faut considérer en outre qu'une personne malade est bien plus impressionnable à l'action des remèdes que celle qui se porte bien. Les preuves qui viennent d'être exposées à ce sujet sont si claires et si faciles à saisir, que, si les médecins ne les comprennent pas, on ne peut qu'en accuser leur mauvais vouloir, leur paresse ou la crainte de voir déserter leur clientèle.

C'est par ces preuves que des remèdes décriés par les Allopathes, à cause de leurs trop grands effets à haute dose, seront rétablis dans les droits qu'ils ont reçus de la nature, et deviendront ainsi utiles à l'humanité.

Et si l'on voulait se convaincre de l'efficacité de cette méthode tant critiquée par ses adversaires, il suffirait pour les confondre de leur placer sous les yeux le tableau authentique des cas du Choléra-Morbus qui ont été traités par les deux écoles à Paris, et ils y verraient que sur 2,239 Cholériques qui ont reçu des soins de médecins Homœopathes il en est mort seulement 170.

Tandis que des tableaux de même nature et toujours bien et dûment constatés, donnent pour l'allopathie 240,000 morts sur 495,027 malades traités par elle.

C'est-à-dire que l'Homœopathie a perdu sept et demi pour cent de ses malades, tandis que l'allopathie en a perdu 49.

Quels ne sont donc pas les heureux résultats de la nouvelle doctrine dans la pratique ordinaire, si elle triomphe aussi facilement de la maladie la plus terrible qui ait jamais effrayé les hommes (1).

Si l'on consulte un autre tableau comparatif, des succès obtenus entre l'Allopathie et l'Homœopathie, et que publie la gazette de Bordeaux dans son numéro 12, il serait prouvé que :

Sur 901,415 malades,
observés dans les diverses contrées de l'Europe,
L'Allopathie en a perdu 462,581,
Soit 51 $\frac{1}{2}$ sur cent.
L'Homœopathie sur 16,436,
En a perdu 1,448,
Soit 8 $\frac{1}{2}$ sur cent.

L'Allopathie a donc eu une léthalité six fois et demie plus considérable que l'Homœopathie; d'où il ressort que l'Homœopathie laisse bien loin derrière elle sa sœur aînée, dans ses procédés curatifs.

Mais, me dira-t-on, jusqu'ici vous n'avez encore cité que des chiffres en bloc, sans en assumer la responsabilité sur la pratique officielle et reconnue d'aucun de vos médecins; pour éviter ce reproche, je prends dans la bibliothèque homœopathique de Genève des exemples propres à éclairer de nouveau la question.

Et le document que je choisis à cet effet, est d'autant moins irrécusable, qu'il repose sur des recherches faites par ordre du roi de Bavière, afin de recueillir les résultats les plus authentiques de l'application de l'Homœopathie dans le traitement du Choléra-Morbus.

___

(1) Si les preuves émises dans cet article concernant la divisibilité de la matière et son extensibilité étaient insuffisantes pour ébranler les convictions les plus rebelles et donner une idée de la manière dont peuvent agir les infiniment petits de l'Homœopathie, je pourrais alors leur conseiller de se reporter au Mémoire concernant l'action des agents imperceptibles sur le corps vivant. Ce morceau capital est dû au docteur D'Amador, professeur de Pathologie générale à l'école de Montpellier et se trouve inséré dans la *Gazette Homœopathique* de Bordeaux, premier cahier 1847, page 19.

Ce tableau qui fait partie du rapport officiel du docteur Roth, et publié à Munich, ne nous offre encore, il est vrai, que des chiffres ; mais, quelle puissance n'ont-ils pas ces chiffres, quand ils sont l'expression sincère et avérée des faits ! et quand surtout, ils surgissent d'un nombre de cas considérables, observés comme je l'ai déjà fait remarquer plus haut, par des médecins étrangers les uns aux autres, exerçant dans des pays divers, et chez des populations différentes, et cependant, c'est dans de telles conditions que l'on voit se reproduire constamment la même proportion de guérison.

Pourquoi donc alors se refuser à l'évidence, à moins d'aveuglement ou de mauvaise foi ? Car en faisant une large part aux observations erronées, pour les cas comptés comme Choléra, et qui peut-être se trouvaient moins graves, la proportion serait pourtant encore si fort en faveur de l'Homœopathie qu'un entêtement coupable pourrait seul éloigner les médecins Allopathes d'un examen sérieux et impartial de la vérité, qu'il leur serait d'autant plus facile de rechercher que rien n'est mystère dans notre art ; car n'avons-nous pas nos livres, nos journaux et nos médicaments qui sont à la disposition de tous ; et chaque jour n'invoquons-nous pas encore le contrôle de nos actes, voulant que tout se passe au grand jour, afin que les hommes les plus doctes de l'Allopathie, puissent reconnaître enfin et jusqu'à la dernière évidence que si l'Homœopathie a le privilège de guérir un beaucoup plus grand nombre de Cholériques que la vieille médecine, elle possède surtout l'immense avantage de voir renaître très promptement les forces et la santé ; tandis qu'à la suite des traitements d'après les autres méthodes médicales, l'état de faiblesse se prolonge des mois entiers, ce qui très souvent amène pour résultat la déclaration de quelque maladie mortelle.

TABLEAU COMPARATIF

DES CAS DE CHOLÉRA TRAITÉS PAR 14 MÉDECINS HOMŒOPATHES,

A Prague, en Moravie, en Hongrie et à Vienne, en Autriche,
avec l'indication des remèdes employés par ces médecins.

NOMS DES MÉDECINS et INDICATION DES LIEUX.	NOMBRE des malades traités.	Guéris.	Morts.	INDICATION des PRINCIPAUX REMÈDES EMPLOYÉS.
Dʳ Schaller, à Prague.......	113	113		Veratrum - Phosphore - Camomille - Ipecacuanha - Metallum album - Carbo-Vegetabilis.
Dʳ Lavy, à Prague..........	80	72	8	Phosphore-Sulfur-Veratrum.
Dʳ Gezstel, en Moravie et à Prague	330	284	36	Camphre - Phosph.-Veratr.-Cuprum-Ipecacuanha-Carb.-Veget -Sulfur.
Dʳ Baër, à Prague..........	80	80		Camomille-Phosph.-Veratr-Metallum. Spiritus-Camphoræ.
Dʳ Bakody, à Raab..........	154	148	6	Camomille-Ipecac.-Veratr.-Cupr.-Metallum-Cicuta virosa-Prunus-Lauro-Cerasus.
Dʳ Lens, près de Pesth.....	40	32	8	Camphora Veratrum.
Dʳ Mayer, à Pesth.........	65	65		Veratrum-Metallum album.
Dʳ Pater Weith, à Vienne...	80	78	2	Phosph.-Sulfur-Cupr.-Veratr. Arsen.-Camph.-Ipecacuanha.
Prof. Dʳ Weith, à Vienne ...	50	49	1	Ipecacuanha-Veratrum.
Dʳ de Lichteufels, à Vienne..	46	43	3	Veratrum-Cuprum.
Dʳ Mareuzeller, à Vienne...	30	27	4	Veratrum-Cuprum.
Dʳ Vrecba, en Moravie et à Vienne	104	88	16	Camphre Veratrum.
Dʳ Lcbültz, à Vienne.......	17	17		Ipecacuanha-Veratrum.
Dʳ Lederer, à Vienne.......	80	78	2	Phosph.-Ipecac.-Veratrum.
TOTAL..........	1269	1184	85	Veratrum... 14 Metallum album. 5 Ipecacuanha. 7 Camomille...... 3 Phosphore .. 6 Sulfur .... 3 Camphre.... 5 Carbo-Veget... 2 Cuprum .... 5 Cicuta-Virosa .. 1 Prunus-Lauro-Cerasus.... 1

En dernier ressort, si des tables statistiques nous passons à l'examen spécial de quelques faits pratiques, nous obtiendrons toujours de nouvelles preuves mais plus concluantes encore en faveur de l'Homœopathie.

1re observation, par le docteur Hartmann.

Jean Beneschwsky, âgé de 52 ans, maçon d'une constitution faible, d'une humeur irritable et violente, fut pris subitement, en travaillant d'un malaise tel que, sans le secours de ses compagnons, il serait tombé sans connaissance du haut d'un échafaudage. Bientôt se déclarèrent des vomissements et une diarrhée violente, on le transporta chez lui, à deux lieues de distance, et on me fit appeler.

Je trouvai les Symptômes suivants :

Face décomposée, Hippocratique; yeux troubles, jaunes, sans éclat; nez effilé, bouche ouverte, langue et lèvres sèches, noirâtres, gercées; tout le corps couvert d'une sueur froide visqueuse, pouls extraordinairement petit, interrompu, accéléré, à peine sensible; tête horriblement lourde, embarrassée; vertiges, faiblesse de mémoire, douleurs sourdes, pressions, étourdissements; bruissement dans les oreilles, voix tremblante, faible; malaise continuel, vomissement, diarrhée; soif inextinguible et dès qu'il avait bu, vomissement d'une matière verte et diarrhée; pression violente dans le creux de l'estomac, cuisson dans le bas ventre, comme s'il y eût eu des charbons ardents; amaigrissement extrême du corps, membres raides, angoisses terribles, agitation. Il désespérait de guérir.

A huit heures du matin je lui fis prendre, *metallum album* une dose, bientôt après horribles angoisses, peu de changement dans son état, l'après midi quand j'allai le voir; seulement plus de pression ni de cuissons dans le bas ventre.

Pensant que le metallum album avait fait sentir trop fortement ses effets primitifs, je lui fis prendre comme antidote *ipecacuanha* et en laissai une seconde dose, avec recommandation de la lui faire prendre si dans trois ou quatre heures, il ne s'était pas déclaré d'amélioration.

Le lendemain matin je le trouvai assis sur son lit, et tout joyeux : il me raconta qu'après avoir pris la seconde poudre, il avait encore vomi une fois, et qu'il s'était endormi; en se réveillant il s'était senti guéri à l'exception d'un peu de faiblesse et d'un grand abattement.

En six jours il fut en état de retourner à son travail, sans avoir pris d'autre remède.

2ᵉ observation, par le docteur Hartmann.

Le fils du potier Czernohorsky, enfant de 12 ans, toujours bien portant auparavant, fut pris, sans cause connue d'une diarrhée qui ne fit qu'augmenter dès lors, surtout la nuit, et à laquelle se joignit une soif ardente. Violentes étreintes avant chaque selle, rougeur et excoriations du rectum, dès qu'il buvait même de l'eau pure, vomissement immédiat.

Lorsque je le visitai pour la première fois je trouvai les symptômes suivants.

Le malade ressemblait déjà à un cadavre, épuisement extrême lèvres et langue, autant qu'on pouvait l'examiner, sèches; yeux enfoncés, ternes; nez effilé; toute la tête couverte d'une sueur froide, visqueuse, ainsi que les extrémités qui étaient en outre toutes froides; pouls tremblant presque insensible. Depuis deux heures il ne pouvait plus vomir, mais il en avait toujours de fortes envies, il ne paraissait plus ni sentir ni entendre, et ne voulait rien prendre.

Je lui administrai *mettallum album* une dose dans du sucre de lait. Lorsque j'allai le voir le lendemain matin, je le trouvai assis sur les genoux de sa mère, mangeant avec appétit du pain et du lait chaud.

Aussitôt après l'administration du remède, les envies de vomir avaient cessé, et l'enfant s'était endormi, la sueur était devenue chaude, il avait eu trois selles en tout, la 3ᵉ était déjà naturelle.

Deux jours après j'allai le voir de nouveau et le trouvai parfaitement guéri.

3ᵉ Observation par le docteur Kozischek.

Une paysanne alerte, de 52 ans, fut attaquée du Choléra, avec crampes, d'une manière si violente, qu'on désespérait de ses jours, outre les symptômes ordinaires, je remarquai que malgré le froid auquel tout son corps était en proie, au point d'en être bleu, elle désirait avec tant de force et de véhémence, aller se précipiter dans un réservoir plein d'eau, que plusieurs hommes avaient de la peine à la contenir.

Une seule dose *veratrum-album*, et trois ou quatre cuillerées d'eau froide tous les quarts d'heure, suffirent pour faire disparaître le danger.

4ᵉ Observation par le même.

Une autre paysanne qui avait été prise quelques heures auparavant de diarrhée et de vomissement, était en proie à des spasmes tels, qu'il lui était impossible de fléchir les articulations. Tout son corps d'ailleurs, était aussi froid que la glace , et ses traits tellement renversés , qu'elle était méconnaissable même pour ses familiers.

Une dose *veratrum-album,* et quelques cuillerées d'eau de fontaine froide , firent cesser cet état effrayant.

Le lendemain elle se portait bien et s'occupait déjà des travaux de son ménage.

5° *Observation par le docteur Duplat.*

Le sieur Martin , marin de profession, 31 ans , demeurant place d'Aubagne , n° 5 , fut le 18 juillet, atteint d'une sueur froide avec froid glacial dans les membres inférieurs , diarrhée , crampes dans les membres , douleurs épigastriques, soif ardente.

Veratrum trois globules suffirent pour arrêter les vomissements, mais la diarrhée persistant, j'ai donné *cuprum metallicum,* et dès le troisième jour le malade entrait en convalescence.

6° *Observation par le docteur Tietze.*

La femme Leib , âgée de 30 ans , aux cheveux châtains , aux yeux bruns , d'un tempéramment sanguin colérique , souffrait depuis quelques heures de vomissements, de diarrhée , de faiblesses, qui effrayèrent tellement son mari . qu'il accourut me consulter.

J'allai la voir entre six et sept heures du soir. Je la trouvai couchée, la face pâle , froide , décomposée , yeux sans éclat, faiblesse si grande qu'elle pouvait à peine articuler quelques mots , mains et pieds froids , horribles tranchées dans le ventre , oppressions terribles et angoisses dans le creux de l'estomac.

Depuis le matin , elle avait rendu par le haut et par le bas une énorme quantité d'eau blanche séreuse , muqueuse. Elle vomissait souvent quatre ou cinq fois dans un quart d'heure , et avait autant de selles , toujours suivies d'évanouissements. Violents désirs de boire de l'eau froide. Pouls petit et rapide , dès qu'elle essayait de se soulever, elle évanouissait.

Je lui administrai sur-le-champ *veratrum-album,* elle vomit encore une fois ; les tranchées diminuèrent un peu ; elle ne tomba plus en faiblesse, et son corps devint peu à peu plus chaud. Le lendemain matin je répétai la même dose , parce que les tranchées et la diarrhée n'avaient pas encore complétement cessé.

La nuit suivante la malade dormait bien , mais le lendemain elle eut encore la diarrhée, et éprouvait encore un peu d'oppression et d'angoisse dans le creux de l'estomac. Peu d'appétit.

Je lui fis prendre alors *metallum-album,* la diarrhée diminua beaucoup , mais comme elle n'avait pas encore cessé le soir , je lui en donnai une seconde dose le lendemain, ce qui acheva de la guérir, et le cinquième jour de sa maladie elle vint elle-même me remercier.

7e *Observation par le docteur Fielitz.*

Un enfant de cinq mois, fut pris d'une diarrhée et de vomissements violents. Quelques médicaments que je lui fis prendre, n'agirent que comme palliatifs. Bientôt il tomba dans l'état le plus dangereux. Face décomposée, cadavéreuse, sueur froide sur le front, yeux enfoncés, entourés d'un cercle hippocratique. Vomissements et évacuations de matières aqueuses tous les quarts d'heure. Ventre gonflé, corps froid, maigreur extrême. Voix plaintive, enrouée, il semblait en un mot être à l'agonie. Pouls insensible, on lui avait fait déjà prendre quelques jours auparavant une dose de metallum album, qui l'avait un peu sou. lagé, mais non guéri. Je lui en donnai une seconde dose trois globules dans une tasse d'eau, une cuillerée à café toutes les heures.

L'après-midi, contre l'attente de tout le monde, il était plus gai, son corps avait repris de la chaleur, les vomissements et les selles avaient cessé. Le lendemain il était guéri.

8e *Observation par le docteur Duplat.*

M. Piris, 31 ans, rue Mancoinat, n. 6, propriétaire, atteint dans la journée du 19 juillet, de vomissements et de coliques avec diarrhée aqueuse, douleur à l'estomac, tête lourde, vertiges, langue froide et recouverte d'un enduit poisseux; grand affaiblissement. Le malade est frappé de sa position.

Appelé au début de sa maladie, je lui fis prendre *veratrum-album* trois globules. La maladie a été supprimée sur-le-champ; et dès le lendemain, M. Piris était en voie de complète guérison.

9e *observation, par le docteur Duplat.*

Le sieur Guérin marchand de fromages, 24 ans, rue Saint-Féréol. Le-Vieux. Le 28 juillet est atteint de vertiges, vomissements, diarrhée tête lourde et douloureuse, forte douleur épigastrique, 4 globules, *veratrum album*; ce puissant remède a arrêté promptement les vomissements, la diarrhée et a déterminé une sueur abondante; le soir le malade était bien. Le second jour convalescence.

RÉFLEXIONS. Dans tous les cas où j'ai été appelé dès le début des Symptômes du Choléra, le veratrum m'a réussi; comme préservatif, j'ai donné ce remède à trois cents personnes et aucune n'a été atteinte.

10e *Observation, par le docteur Gueyrard.*

La fille d'un traiteur, jeune, grosse et fraîche, vomissant depuis 12 heures consécutives, sans relâche un fluide écumeux qui inonde le plancher de sa chambre, abattue ; l'épigastre tendu ; les yeux enfoncés ; la peau sèche et chaude avec soif ardente sans autre accident. Une seule d'ose *d'ipécacuanha* à 2 globules est suivie deux minutes après, d'une pâleur extrême du visage avec envie de vomir pour résultat ; tout s'arrête et la malade se lève le lendemain.

Après avoir montré l'Homœopathie plus spécialement aux prises avec le Choléra, et avoir cherché surtout à prouver que de tous les systèmes connus en médecine, elle seule, peut lutter jusqu'ici avec des avantages incontestables, contre cette cruelle maladie ; il ne sera peut-être pas indifférent de dire un mot des résultats qu'elle a été susceptible de produire chaque fois qu'il lui a été possible de pénétrer dans les services publics.

Dans ce but je puis citer deux régiments de l'armée, le 6ᵉ, de lanciers, et le 4ᵉ, de hussards, dont les chirurgiens majors ont appliqué exclusivement le traitement de l'Homœopathie dans leur infirmerie et ont obtenu des succès constatés, 1.º par l'envoi d'une quantité notablement moindre d'hommes à l'hopital, 2.º par une diminution incroyable du chiffre de la mortalité.

3.º Par une économie sensible dans le chiffre des dépenses.

Ainsi, M. le docteur Piolet qui ne pratiquait que cette médecine dans le 6.ᵉ de lanciers au vu et au su de tous ses chefs, n'en a pas moins obtenu pendant son séjour à Nantes il y a 8 ans, un avancement mérité en passant chirurgien principal à l'hôpital militaire d'Arras. Ce qui en dit plus que toutes les réflexions que l'on pourrait faire à ce sujet.

D'un autre côté, M. de Brack alors colonel du 4.ᵉ de hussards, étant en garnison à Fontainebleau, prononçait ces mémorables paroles en présentant son régiment aux ducs de Nemours et d'Aumale qui étaient venus présider à la distribution des prix militaires.

« L'état sanitaire du corps a été l'objet de notre scru-
» puleuse attention ; cependant désireux de le faire par-
» ticiper aux bienfaits des progrès de la science, après
» avoir expérimenté sur nous-mêmes la médecine Ho-
» mœopathique, nous l'avons pratiquée dans notre infir-
» merie régimentaire sous les auspices du docteur La-
» burthe notre chirurgien major, avec un tel succès que
» le chiffre des malades envoyés à l'hôpital a diminué des
» huit neuvièmes. »

Dans le département de l'Ain il existe une petite ville
du nom de Thoissey, et depuis près de 15 ans, l'hôpital de
cette ville est uniquement confié à la direction du docteur
Gastier qui n'y a jamais exercé d'autre médecine que
l'Homœopathie ; en l'an de grâce 1845 il a plu a un honorable Allopathe de Mâcon de venir chercher querelle à
notre confrère, par un article inséré dans le journal la
Mouche du 11 novembre 1845. Le conseil d'administration
de Thoissey voyant sa dignité compromise dans cette at-
taque crut devoir faire, à la date du 26 janvier 1846, une
réponse qui également fut produite dans le même journal.
Je livre cette lettre au lecteur impartial, ce qui me dispen-
sera de tout commentaire sur son compte ; si ce n'est qu'elle
devrait servir d'exemple à tous ceux qui sont chargés de
l'administration des hospices, notamment à ceux de l'hôpital
Saint-André de Bordeaux.

Voici cette lettre :

Thoissey , 26 janvier 1846.

Monsieur le Rédacteur,

Nous avons lu votre journal du 11 novembre dernier, dans lequel a
été inséré un article signé de M. Carteron, médecin à Mâcon,
intitulé :

Réponse à M. G... Médecin soi-disant Homœopathe.

M. Gastier, auquel s'adresse cette réponse, est médecin de l'hôpital de Thoissey, que nous avons l'honneur d'administrer, et nous

n'avons pas été médiocrement surpris de nous voir mis en scène dans cet écrit.

Désabusés des sornettes de M. Gastier, s'il faut en croire. M. Carteron, nous lui aurions interdit de pratiquer telle méthode curative dans notre hôpital ; ce à quoi M. Gastier aurait répondu : « Puisque vous m'interdisez Hahnemann, je vais suivre Hippocrate. »

Les administrateurs des hospices ont été établis pour régir les biens et revenus de ces établissements, pour veiller à leur bonne tenue, et à ce que chaque personne qui y est employée fasse exactement son service, mais non pour diriger les médecins dans la pratique de leur art, auquel les administrateurs sont complètement étrangers par leurs études.

Il serait donc tout au moins fort ridicule de notre part que nous nous fûssions permis d'interdire au médecin de notre hôpital un moyen pratique quelconque de l'art de guérir, qu'il croit bon et juge à propos d'employer.

La médecine est un art libéral et en même temps parfaitement libre dans son application. Jamais, et c'est ce qui prouve la considération dont il jouit, jamais dans aucun temps, dans aucun pays, sous aucun régime, les pouvoirs publics les plus absolus ne se sont avisés d'interdire ou de prescrire aux médecins tel ou tel mode de traitement, et de prononcer entre telle ou telle des doctrines médicales opposées entre elles, que l'on a vu se succéder ou régner simultanément, se disputant la confiance publique.

Personne n'ignore cependant que, lorsque Hippocrate avait dit oui, Galien disait non, entre les doctrines de ces deux hommes célèbres, de quel côté sont les sornettes ? (Pour nous servir d'une expression fournie par M. Carteron.) Voilà une question qui, avant toute autre semblable, méritait la priorité dans un congrès médical, ne fut-ce que parce qu'elle attend une solution depuis plus de vingt siècles.

Tant qu'elle ne sera pas vidée, il s'en présentera de pareilles, et l'on fera bien de ne pas en entretenir les congrès médicaux, leur discussion publique ne pouvant que mettre au grand jour le vague et l'incertitude de tant de principes divers, et jeter le discrédit sur une profession honorable, qui a besoin avant tout, de confiance pour le bien qu'elle est appelée à faire.

En démentant formellement le fait, que par une erreur impossible à expliquer, M. Carteron a avancé dans son écrit, nous déclarons que, lors même que nous eussions eu le droit qu'il suppose, nous n'aurions été nullement disposés à en user. Nos registres attestent en effet, que depuis l'entrée de M. Gastier en fonction, le nombre des décès, relativement au nombre des malades admis à l'hospice, a été *moindre* qu'auparavant, que les dépenses en remèdes, en frais de pharmacie, ont été presque *nulles*, et que le service, devenu plus simple, plus facile, a été sensiblement *allégé*.

Votre impartialité, M. le Rédacteur, nous dispense de vous rappeler nos droits à l'insertion de cette réclamation, et nous osons y compter.

Veuillez agréer . etc.

Les Administrateurs de l'Hospice de Thoissey :

Margat, Maire, Président de la Commission; Challaud, Adjoint; Lorin, Membre du Conseil Général ; Ducrest, Curé; Billion, aîné; Aillaud.

CONCLUSION.

De tout ce qui précède que conclure?

Que l'Homœopathie se présente au public comme la base fondamentale d'un système médical de la plus haute importance ; offrant à ses adversaires de descendre avec eux sur le terrain de l'expérience, et de leur prouver qu'elle dit vrai.

Les Allopathes au contraire, la repoussent d'une manière absolue, et sans vouloir accepter aucun des moyens de contrôle qui leur sont proposés pour atteindre ce but.

Dans un tel état de choses, entre des gens qui attestent sous la garantie des preuves qu'ils offrent de produire, et la persistance des autres à vouloir tout nier, sans chercher à s'édifier sur la valeur des faits qui sont avancés, sous prétexte que *la religion de leurs pères leur fait un devoir de ne pas discuter, et encore moins d'approfondir.* Je le demande alors, au point de vue moral, pour tout homme désintéressé dans la question, et qui l'examine de sang-froid, en attendant qu'elle soit manifeste et irrécusable pour tous, de quel côté semble, au premier abord, pencher la vérité ?

Enfin, je terminerai en disant avec le docteur Gouré, que chaque fois qu'une doctrine ou un système s'est présenté avec la prétention d'être supérieur aux systèmes existants, il a trouvé des contradicteurs. Ce système a été combattu et toujours *réfuté* avec avantage par les anciens systèmes, ou par ceux qui voulaient régner à leur tour.

Jusqu'ici cependant, l'Homœopathie n'a pas encore trouvé un seul contradicteur ayant approfondi consciencieusement la question, parmi les écrivains de l'Allemagne, de l'Angleterre, de l'Amérique ou de la France.

Ses lois, ses règles si simples, si faciles dans leur application, n'ont pas été gratifiées de la plus petite réfutation. C'est que pas un homme ne peut en plein jour nier la lumière.

Cette école, il est vrai, a trouvé des détracteurs qui, sous le manteau de la cheminée, en ont parlé comme s'ils la connaissaient et se sont plu à la défigurer, afin d'éloigner d'elle et de retarder son règne. Mais pas une ligne sérieuse n'a été écrite contre ses principes, depuis 60 ans qu'elle a donné signe de vie.

Pas une ligne ! c'est concluant.

TABLE DES MATIÈRES.

Nantes, Imprimerie de Vincent Forest, place du Commerce, 1,

9 782019 288389